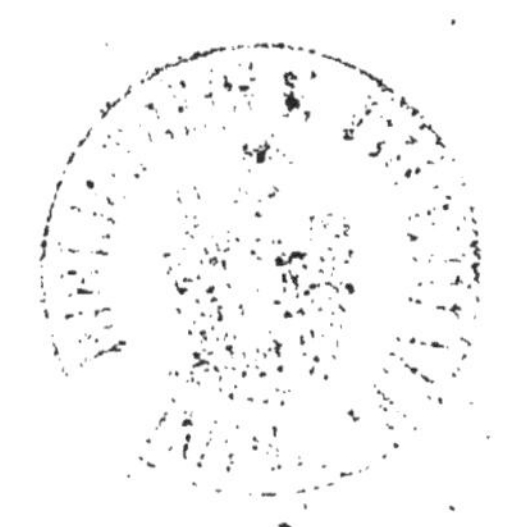

OBSERVATION

SUR UNE

GASTRO-ENTÉRALGIE

COMPLIQUÉE,

SUIVIE

DE RÉFLEXIONS.

OBSERVATION

SUR UNE

GASTRO-ENTÉRALGIE

COMPLIQUÉE,

SUIVIE

DE RÉFLEXIONS.

Par le Docteur SERRIÈRES,

Chevalier de l'Ordre Royal de la Légion-d'Honneur, Professeur de Clinique interne à l'École de Médecine, Médecin en chef des Hôpitaux Civils, du Collége Royal, Médecin-Consultant de la maison des Orphelines, Secrétaire général du Comité de Vaccine, Membre du Conseil municipal, de l'Académie Royale des Sciences, Lettres et Arts de Nancy, du Jury médical du département de la Meurthe, Correspondant de l'Académie Royale de Médecine de Paris, des Sociétés de Médecine de Marseille, de la Nouvelle-Orléans, etc.

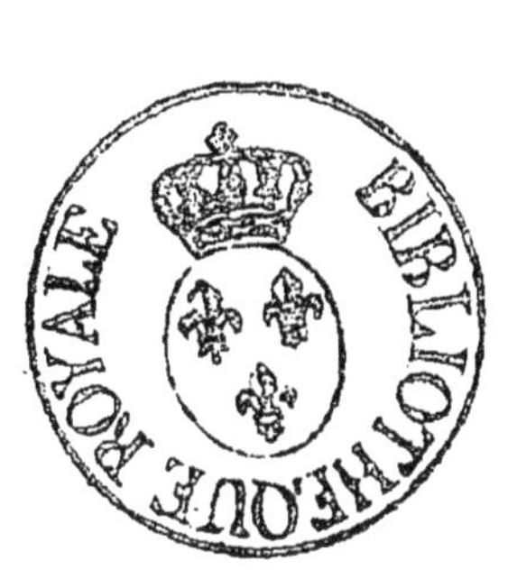

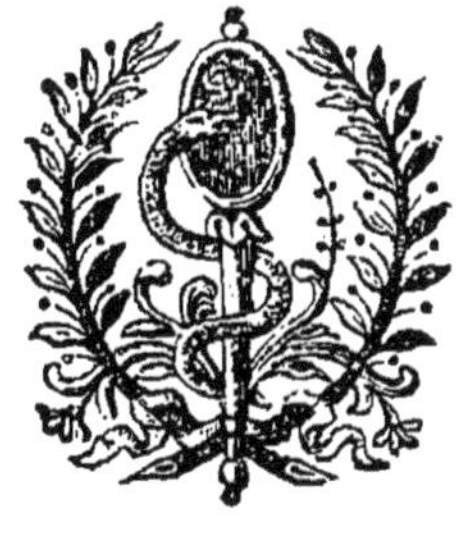

NANCY,

DE L'IMPRIMERIE DE C.-J. HISSETTE,

IMPRIMEUR DE L'ACADÉMIE ET DE L'ÉCOLE DE MÉDECINE.

1828.

AVERTISSEMENT.

M. le comte de S** était convalescent, quand le Traité des gastralgies et des entéralgies parut. La lecture de cet ouvrage m'a d'autant plus intéressé que depuis longtemps je professais et réduisais en pratique les principes de M. le Docteur Barras.

Les expériences faites sur lui-même, les faits qu'il a recueillis, militent en faveur de notre observation.

L'ouvrage estimé de M. Barras, le cours de clinique par M. Rostan, le discours sur les systèmes en médecine par le professeur Caizergues de Montpellier et la revue médicale, m'ont prêté leur secours dans la rédaction de l'observation qui suit.

OBSERVATION

SUR UNE

GASTRO-ENTÉRALGIE

COMPLIQUÉE,

SUIVIE

DE RÉFLEXIONS.

Gastro-entéralgie, duodénite, cystite, asthénie, ataxo-adynamie, ascite et anasarque.

MONSIEUR le Comte de S**, âgé de 63 ans, d'un tempérament bilioso-nerveux et d'une idiosyncrasie hépatique, était sujet depuis plusieurs années à une gastro-entéralgie hypocondriaque. Il avait eu quelques fièvres intermittentes, une coxalgie et une hémoptisie. Ces dernières maladies ont été combattues efficacement par les moyens pharmaceutiques et hygiéniques.

Le 11 Octobre 1826.

Après une fatigue de chasse et l'ingestion d'un corps réfrigérant pendant que la peau était couverte de sueur, M. ressentit une douleur très-vive à la région duodénale. Une forte constriction à l'épigastre et la teinte jaune de la face firent présumer une duodénite aiguë. Trois applications de sangsues, portées au nombre d'environ deux cents, eurent lieu successivement sur l'endroit douloureux. Les bains, les lavemens et topiques émolliens, les boissons adoucissantes, de larges sinapismes aux jambes, des frictions de pommade stibiée sur le ventre apportèrent du soulagement, mais plongèrent le malade dans l'asthénie.

Le 27. Je fus appelé; le malade présentait les symptômes suivans : peau sèche, pommettes colorées, mouvemens convulsifs des muscles faciaux, langue humide, épanouie, couverte d'un enduit mucoso-bilieux, pâle sur les bords et à la pointe, dégoût, nausées, constriction à l'épigastre, *sentiment de barre* (expression du malade) soulagement par la pression, constipation, pouls petit, peu fréquent avec légère exacerbation irrégulière, respiration libre, urines limpides, blanches, affaiblissement des facultés intellectuelles, stupeur, soubresauts des tendons de l'avant-bras droit.

Ayant fixé mon attention sur l'état des organes contenus dans la cavité abdominale, je trouvai que le foie se dérobait au toucher. La rate était un peu engorgée, des battemens non isochrones avec ceux du cœur se faisaient sentir, l'arc du colon était rempli de matières stercorales : le reste n'offraît rien de particulier. Je proposai à MM. les médecins ordinaires de faire prendre au malade un lavement laxatif; il procura une évacuation abondante d'excrémens sous forme de marrons d'une odeur infecte et d'une couleur chocolat. Il en résulta une amélioration générale.

Journée calme : à 5 heures du soir, refroidisse- Le 29.
ment de la peau, accès fébrile, invasion par des spasmes, dépression du pouls, confusion dans les idées, puis chaleur et sueur : boissons adoucissantes, cataplasmes de farine de lin sur le ventre.

Retour des accidens. Le 30.

A ma seconde visite : prostration extrême, Le 31.
décubitus en supination, couleur livide d'un ancien cautère au bras, difficulté de rubéfier la peau, pouls à peine sensible, perversion de la sensibilité, altération de la parole, rêvasserie, stupeur, syncope : une cuillerée de potion éthérée avait causé une grande agitation; dans cette conjoncture, les deux médecins ordinaires déclarent, en présence de la famille du malade, que tout espoir est perdu, et qu'il ne tardera pas à périr. Je propose la poudre de R. James sans en garantir l'efficacité. Ma proposition est accueillie : à huit heures du soir, M. en prit trois grains qui causèrent une sueur presque générale. Le pouls s'éleva et devint plus régulier. Encouragé par ce succès, on en donna six grains trois heures après la première dose.

Il était onze heures du soir; à trois heures du matin le malade sent du mouvement dans les intestins : trois selles abondantes, de couleur noire, visqueuses et infectes sont la suite de ce second succès. Tous les symptômes s'affaiblissent; des vésicules s'élèvent dans les endroits sinapisés, qui jusqu'alors n'avaient donné aucune marque de travail, et couvrent près d'un litre de sérosité qui fut évacuée le lendemain de l'administration de la poudre.

Le 2 Novembre. La peau est halitueuse, la langue est humide, les nausées disparaissent, le ventre se développe, les gaz intestinaux se font entendre; les évacuations alvines se soutiennent modérément à l'aide de la poudre donnée *fractis dosibus*; l'urine coule abondamment, tantôt claire, tantôt trouble, elle présente une couleur variée entre la teinte blanche, jaune et paille; le pouls donne de 75 à 70 pulsations par minute, il est assez fort et très-régulier; les facultés intellectuelles reviennent à l'état normal, la perversion de la sensibilité va en décroissant, en un mot, le malade croit sortir d'un songe.

Le 3 Novembre. La couleur rose du cautère, le décubitus facile, la suppuration abondante et louable des sinapismes, l'état de la peau, le pouls régulier, suffisamment développé, souple, donnant de 65 à 60 pulsations par minute, la langue d'une teinte rosée à la pointe et sur les bords, couverte d'un léger limon *cuit* dans le centre, l'absence de la chaleur œsophagienne, la diminution de la barre à l'épigastre, les évacuations alvines jaunes et glaireuses, les urines abondantes et sédimenteuses, l'exercice complet des facultés intellectuelles, le retour de la sensibilité à l'état normal, la liberté des mouvemens musculaires, annoncent la cessation des symptômes ataxo-adynamiques.

Le mieux va en croissant, l'appétit se prononce; on permet de légers bouillons de veau et de poulet, quelques cuillerées de semoule et de gelée de veau : la médication consiste en lavemens et en topiques émolliens sur le bas-ventre, quand il offre quelques points de sensibilité, et en boissons émollientes. Du 5 Nov. au 12.

Le malade est considéré en état de convalescence. Il se lève sur son séant, et fait des projets de voyage. Dans une consultation, il est convenu que l'alimentation sera douce, modérée, que la suppuration encore abondante des sinapismes sera entretenue pendant quinze jours et diminuée par gradation, et qu'enfin les moyens hygiéniques ne seront pas perdus de vue. A cette époque la nutrition avait peu langui, les muscles des membres thoraciques et pelviens étaient suffisamment volumineux. Le 14.

Les sinapismes sont brusquement desséchés, la

nourriture est trop forte, la métastase ou le déplacement d'irritation ne tarde pas à faire connaître la faute qu'on avait commise. La douleur, la chaleur vive et continue dans la région hypogastrique, les efforts douloureux et fréquens pour uriner se font sentir, les urines sont rares et rougeâtres, leur excrétion est accompagnée d'une chaleur brûlante dans le canal de l'urèthre. Les phénomènes symphatiques se développent, le désordre dans les voies digestives se fait apercevoir, la fièvre s'allume.

Le 21. J'examine le malade. Après m'être informé des antécédens, je trouve les jambes sèches : je reconnais une cystite aiguë accompagnée d'une irritation symphatique de la muqueuse gastro-intestinale. Une préparation d'ammoniaque et de suif est appliquée sur les anciennes ulcérations; un liniment d'huile camphrée sur l'hypogastre est souvent réitéré, des vessies remplies de lait sont apposées, des lavemens émolliens sont renouvelés, des boissons mucilagineuses et gommeuses sont prises à de courts intervalles: l'alimentation est proscrite.

Le 22. Les douleurs de vessie sont moins fortes, l'excrétion de l'urine est plus facile, plus abondante, d'une couleur laiteuse et déposant beaucoup de mucus. L'irritation symphatique diminue d'intensité. Mêmes moyens.

Rien de particulier. Du 23 au 25.

La fièvre paraît intermittente : quelques grains de sulfate de quinine suffisent pour la faire cesser. Du 25 au 26.

L'amélioration existe : il est convenu que le malade n'usera que de légers bouillons, et que la médication sera émolliente. Du 27 au 30.

L'appétit se prononce fortement; on le satisfait : de la gelée de viande, une perche, du vin de Bordeaux font la nourriture et la boisson du malade : trouble des voies digestives, pthialisme, nausées, chaleur âcre au pharynx, dégoût, éructations, constriction à l'épigastre, fièvre. Le 1er Décembre.

Je suis témoin de l'effet de l'imprudence : la diète est prescrite; ce simple moyen détruit une partie des symptômes. Le 2.

Le malade désire prendre des alimens. L'expérience du passé est méconnue. Sous prétexte de fortifier, on donne de la gelée de viande, un œuf au jus, six cuillerées de vin de Bordeaux : quelques heures après cette funeste ingestion, l'appareil digestif est dérangé, une sorte d'ivresse se manifeste. Le 6.

J'eus la douleur de voir M. dans l'état le plus affligeant. Le renouvellement des symptômes d'ataxo-adynamie était, cette fois, accompagné d'une diarrhée qui ne laissait point de repos. C'est en vain qu'on avait eu recours à la méthode adoucissante; l'affaissement et la stupeur étaient extrê- Le 7. Le 8.

mes, les plus noires idées assiégeaient le malade dans les momens lucides. Le pouls à peine sensible dans les artères susceptibles d'exploration, les lipothimies, le météorisme du ventre, les déjections noirâtres, très-fétides et involontaires, le froid glacial des pieds et des mains, les changemens prompts dans la répartition de la chaleur devenue inégale, des escarres gangreneuses aux jambes, le désordre du système nerveux formait le cortége des symptômes : des lavemens composés de deux onces de quinquina rouge, d'une pincée de valériane et d'un scrupule d'assa-fœtida; quelques grains de camphre à l'intérieur, et une infusion de valériane, composèrent la médication.

Le 9 et 10. Mêmes symptômes : continuation des mêmes moyens.

Le 11. Légère amélioration.

Le 12. Les évacuations sont réduites à quatre : même traitement.

Le 13. Pouls petit, serré, bâillemens, douleurs intestinales. A dix heures du matin, agitation, accès fébrile, frissons, chaleur, sueur légère, rémission : sulfate de quinine, 4 grains en deux fois.

Le 14. Pouls relevé, vif désir de manger, ventre serré, urines lactescentes, sédiment blanc : semoule très-légère. A dix heures du matin, 85 pulsations; à deux heures après midi, 72; à 4 heures, rémission : frictions avec le sulfate de quinine au vin de Madère.

Chaleur naturelle, 65 pulsations, dévelop- Le 15.
pement de gaz intestinaux, sommeil agité : frictions d'huile éthérée sur l'abdomen, infusion de feuille d'oranger, 4 grains de sulfate de quinine.

Pouls petit, concentré, soubresauts des tendons Le 16.
de l'avant-bras droit; langue rouge à la pointe : suspension du sulfate de quinine, douleur de vessie : frictions d'huile camphrée sur l'hypogastre.

Pouls faible, douleurs d'estomac, bâillemens, Le 17.
calme le soir : retour au traitement ordinaire ; vu la constipation, lavement laxatif; douleurs dans le canal de l'urèthre : injections de lait; le soir 75 pulsations, chaleur à la gorge, aigreurs, barre à l'épigastre, douleurs abdominales, agitations : frictions d'huile éthérée.

Peau sèche, pouls développé, douleurs moins Le 18.
vives, sommeil d'une heure, rêvasserie. A six heures du soir, pouls petit, concentré, faiblesse, assoupissement ; à minuit, calme, respiration libre, peu de douleur dans l'abdomen : même prescription.

Légère amélioration. Le 19.

Le médecin ordinaire s'étant retiré, M. le docteur Le 20.
Colson est appelé pour le remplacer. Il examine le malade ; une consultation a lieu à neuf heures du soir. Ce médecin me fait part de son diagnostic ; d'après l'état de maigreur et l'investigation des organes abdominaux de M. de S**, il croit recon-

naître l'influence d'une fièvre hectique entretenue par une cyrrhose du foie et une gastro-entérite chronique. Son prognostic est la condamnation du malade. Malgré la haute opinion que j'ai des talens de ce confrère distingué, je ne puis être de son avis.

Le 21. Pouls serré, borborygmes, douleurs d'estomac et de vessie, urines claires, abondantes, déposant une matière mucoso-puriforme : frictions d'huile camphrée, injections huileuses dans le canal de l'urèthre, lavemens émolliens.

Le 22. Sommeil paisible; le calme semble se rétablir, l'appétit se prononce : purées de légumes prescrites par M. Colson; elles passent bien.

Le 23. Même état.

Le 24. Léger trouble dans les organes digestifs après l'ingestion des purées.

Le 25. Pouls petit, serré, 90 pulsations, bâillemens, aigreur, léger sommeil, allégement vers le soir, pesanteur à l'estomac, crampes intestinales pendant la nuit : diète.

Le 26. Calme, appétit. La suppuration des sinapismes est abondante, les escarres tombent : purée de carottes et de haricots. Quelques grains de raisin; éructations, ballonnement du ventre, sommeil, calme : diète, lavemens émolliens.

Le 27. Altération des voies digestives : diète. L'ordre se rétablit.

Le 28. Rien de particulier.

Le 30. Purée de carottes et de haricots; le malade la prend avec plaisir, elle ne fatigue pas l'estomac.

Le 1er Janvier 1827. Le sommeil est dérangé par la douleur des sinapismes, pouls petit et serré, bâillemens, ventre ballonné : potïon anodine, frictions éthérées sur l'abdomen; urines abondantes, limpides, quelquefois lactescentes.

Du 2 au 4. Les nuits sont bonnes, les douleurs cessent, l'appétit est vif : quelques alimens sont permis.

Le 4. L'état satisfaisant du malade engage à sécher un des vésicatoires des jambes, et à permettre une augmentation d'alimens.

Le 7. L'embarras de l'estomac se manifeste, accompagné de rapports aigres et nidoreux, d'envie de vomir et même de vomissement. L'épigastre est douloureux. Cette recrudescence, attribuée à l'irritation des organes provenant d'une nourriture trop abondante, engage à insister sur une diète sévère. M. Colson applique des sinapismes aux cuisses et prescrit des topiques émolliens sur le ventre, des frictions éthérées et des lavemens adoucissans. Cette médication détermine un soulagement marqué.

Du 8 au 10. Les symptômes ont perdu de leur intensité. Le malade n'a conservé qu'une altération qui est calmée par le sirop de framboise.

Du 11 au 15. Pouls donnant 70 à 75 pulsations, légère douleur d'estomac, ventre ballonné, urines abondantes, claires, prurit au gland : cataplasmes émolliens, injection huileuse, sirop de limon.

Le 16. Dans une consultation, il est convenu que le malade sera mis au lait pour toute nourriture.

Le 17. L'alimentation lactée plaît au malade; elle passe bien et procure une excrétion très-abondante d'urine.

Le 18. La maigreur augmente; les selles deviennent fréquentes.

Le 19. Le pouls donne 80 pulsations par minute.

Le 20. Douleur d'estomac, agitation, calme le soir, sommeil : maniluves et pédiluves au vin; resserrement du ventre : diminution du lait.

Le 21. État satisfaisant, le pouls est descendu à 52 pulsations; le ballonnement du ventre a disparu à la suite d'une selle abondante.

Du 21 au 25. Rien de particulier.

Le 26. Sommeil, ballonnement du ventre, constipation : frictions d'huile de ricin, lavement purgatif : deux selles copieuses et de bonne nature.

Le 27. M. prend régulièrement quatre tasses de lait par jour, il le trouve bon; de temps en temps le ventre se météorise, les urines sont fréquentes et abondantes : la maigreur s'accroît. Ces phénomènes sont attribués à l'usage du lait et du suc de chiendent qui dès-lors sont supprimés.

Le 28. Il est convenu avec mon confrère que le malade usera d'une nourriture analogue à sa position; le bouillon de poulet, quelques crêmes la composent.

Les symptômes vont en décroissant, la circulation est lente, la respiration libre, la défécation régulière, les fonctions intellectuelles sont dans leur intégrité, la sensibilité diminue, la maigreur s'arrête ; les vésicatoires sont supprimés par gradation, la nourriture est augmentée, le malade se lève et peut être porté en litière dans le salon. Ce mieux continue jusqu'au 11 février ; mais à la suite d'une alimentation trop forte, qui consistait principalement en purée de haricots, de lentilles et de carottes, les aigreurs, les nausées, le ballonnement du ventre reparaissent. Du 29 Janvier au 10 Février.

Je vis le malade ; il fut arrêté avec M. le médecin ordinaire qu'à l'avenir on serait plus réservé sur le choix et la quantité des alimens. Afin de détruire la constipation et le météorisme de l'abdomen, nous prescrivîmes quelques grains de poudre de R. James, qui amenèrent des sueurs et le relâchement du ventre. Le 12 Février.

Le sommeil fut régulier ; le bien-être n'était interrompu momentanément que par des gaz intestinaux. Le sirop de Calabre et les eaux de Vichi procurèrent du soulagement. Du 13 au 15.

Rien de particulier. La nourriture fut peu substantielle. Du 15 au 25.

Pouls très-petit, agitation, étouffemens, réveil accompagné de toux, douleur dans l'hypocondre Le 25.

droit, infiltration des jambes, maigreur toujours croissante, oubli des choses passées : potion avec quelques grains de thridace.

Le 26. On diminue la dose de thridace à cause du ballonnement du ventre, de la constipation et d'un air d'étonnement extatique : un lavement purgatif procure une selle abondante.

Le 27. Pouls à peine sensible, l'infiltration fait des progrès, rareté des urines : eau de poulet nitrée.

Les 28, 29 et 30. Même état.

Le 1er Mars. L'anasarque est prononcée, le bas-ventre est augmenté de volume ; on s'assure qu'il contient des gaz. La tympanite est reconnue, après avoir imprimé un choc rapide sur les parois de l'abdomen qui font entendre un son clair comme celui que rendrait un tambour. Les topiques émolliens et les frictions d'huile éthérée ne soulagent point.

Le 4. L'infiltration de la figure est augmentée, les extrémités thoraciques sont œdématiées, les bourses sont infiltrées, la respiration est gênée, la tympanite subsiste, les urines sont rares, la faiblesse est grande : vin de Séguin, cataplasme de quina sur l'abdomen, eau de poulet nitrée.

Le 8. La faiblesse est la même : vin de Pacaret, décoction de quassia amara.

Le 10 et 11. Déjection liquide avec sortie de gaz, grande gêne dans les mouvemens, faiblesse augmentée, idées peu suivies : même médiation.

Pouls faible, 50 pulsations par minute, bouche sèche, douleur vive dans l'abdomen, agitation: diminution de la dose du vin, boissons nitrées, frictions avec le baume tranquille. Le 12.

Quelques alternatives de bien et de mal, selles liquides et fréquentes: lavement de quina et de thériaque. Le 13.

Le calme semble se rétablir. Le 14.

L'état est moins satisfaisant, le ventre est sensiblement augmenté, le dévoiement est moins fort, les urines sont rares et sédimenteuses: les lavemens de quina et de thériaque ont calmé les douleurs; le vin de Pacaret est pris avec plaisir. La décoction de quassia plaît beaucoup au malade; mais la crainte qu'il ne procure un accroissement de selles, le fait supprimer. Le 15.

La fluctuation est évidente à la partie la plus saillante de l'abdomen, l'ascite est reconnue, le son du météorisme a lieu sur les côtés: cataplasme de quina et de scille, lavement de digitale. Le 26.

Douleurs très-vives dans l'hypocondre gauche, ventre très-ballonné, insomnie, idées incohérentes: lavement émollient, selle qui soulage. Les 25, 26.

L'état du malade est toujours plus mauvais, l'épanchement séreux a fait des progrès, malgré les boissons nitrées et l'oximel scillitique qui a déterminé des aigreurs et du dévoiement; on le supprime. L'extrait de scille a produit des agitations; il est abandonné. Le 28.

Le 29. On prescrit l'usage de l'oignon blanc, du cresson de ſontaine et de la seconde écorce de sureau cuite dans l'eau ; mais comme la collection aqueuse de l'abdomen gêne beaucoup le malade et lui occasionne de l'oppression, la paracenthèse est décidée. M. Colson pratique cette opération en ma présence. On recueille six litres d'un sérum limpide, couleur de paille.

Le 30. Soulagement, respiration libre, sommeil de plusieurs heures. Continuation des diurétiques.

Le 31. L'écoulement continuel qui a lieu par la piqûre a désinfiltré le scrotum et une partie des membres pelviens : le vin amer et diurétique de Corvisart est administré à la dose de trois cuillerées par jour.

Le 2 Avril. Douleurs à l'endroit de la piqûre : cataplasmes émolliens. On songe aux vapeurs vineuses proposées par le docteur Home de Château-Thiéry. Ce moyen renouvelé des Anglais n'est point employé, dans la crainte d'exciter une vive inflammation.

Le 3. Plaintes, agitations, calme : vin amer et diurétique. A la suite d'un excès de nourriture, le pouls donne de 80 à 85 pulsations.

Le 5. Souffrance vive à l'estomac : diète ; calme.

Le 6. Bien-être apparent.

Le 7. L'écoulement des eaux continue.

Le 8. Quelques asperges, vin ; impatience, douleurs intestinales : lavemens émolliens, selles, calme.

Le 9 et 10. Rien de nouveau.

Constipation, rareté des urines : quelques grains Le 11.
de rob de sureau.

Selles, urines plus abondantes. Le 12.

État satisfaisant : continuation du rob de sureau Le 13.
à plus forte dose : deux selles.

Calme. Le 14.

La piqûre de la ponction est cicatrisée, l'épan- Le 15.
chement séreux s'opère de nouveau, l'infiltration des extrémités pelviennes est plus considérable. Afin de déterminer une plus forte collection dans le bas-ventre, M. Colson applique un bandage sur les parties infiltrées.

La journée se passe dans les angoisses. Le 16.

La diarrhée est excessive, les forces s'anéan- Le 13.
tissent : un lavement de bistorte est prescrit.

Je visite le malade. Le dévoiement n'existait Le 22.
plus, l'amas séreux n'était point suffisant pour faire la ponction. Après une mûre délibération, il est convenu avec mon confrère d'employer les fumigations vineuses et alcooliques, d'après le procédé de Rapou.

Les bains de vapeurs alcooliques sont admi- Le 23.
nistrés ; l'action stimulante excite l'encéphale. On est tenté d'y renoncer et de leur substituer les fumigations de fleurs de sureau et de vinaigre, conseillées par M. le professeur Marjolin.

Les bains de vapeurs alcooliques sont admi- Le 24.
nistrés sans inconvénient. Au contraire, l'infil-

tration paraît s'arrêter : leur usage est suivi d'une douce moiteur et d'une légère augmentation dans la sécrétion urinaire. Les selles sont devenues régulières par l'usage des lavemens émolliens.

Le 1er Mai L'état satisfaisant du malade, loin de continuer, était devenu plus mauvais. La distension du ventre fesait beaucoup souffrir par la gêne de la respiration qui en était le résultat. On allait faire une seconde ponction, lorsque nous résolûmes d'employer le vin de Corvisart, le rob de sureau conjointement avec les vapeurs alcooliques. Cet heureux mélange décide une crise. Des sueurs copieuses arrivent : les urines coulent avec abondance ; le régime est surveillé.

Le 12 Mai. L'épanchement séreux abdominal et l'infiltration des membres ont cédé aux sueurs et aux urines obtenues par la continuation des mêmes remèdes.

Le 19 Mai. L'appétit se prononce, on le satisfait modérément. Les purées sont supprimées. Le malade est en état de convalescence, sauf la maigreur toujours très-prononcée.

Le 12 Juin. Le malade s'expose à un vent humide et froid, mange des fraises et prend du café. De vives coliques, des douleurs d'estomac avec aigreur, la tension du ventre, la sécheresse de la langue en sont le résultat. Le calme se rétablit après quelques jours de diète. L'infiltration commençait à reparaître : elle céda bientôt aux fumigations alcooliques.

Je trouvai M. dans son jardin où il dîna avec plaisir, entouré de son estimable famille et de ses amis. A l'exception de la maigreur, toutes les fonctions étaient régulières. Le 24.

Depuis ce temps, notre courageux malade, soumis à un régime analogue à son état et aux précautions hygiéniques, a consolidé sa convalescence par leur entière observation. Il est parti pour Paris dans le courant d'août. M. le professeur Marjolin a exploré plusieurs fois le bas-ventre, et s'est trouvé d'accord sur son état normal avec M. le docteur Colson. Les progrès de la nutrition ont été rapides. Aujourd'hui, 29 janvier 1828, M. est parfaitement rétabli.

RÉFLEXIONS.

L'observation en médecine est la voie directe du diagnostic, seule base sur laquelle le praticien puisse asseoir une thérapeutique raisonnée. Sans un diagnostic exact et précis, la théorie et la pratique se trouvent souvent en défaut.

Convaincu de la vérité de ces principes, lors de ma première visite à M. le Comte de S**, je me fis instruire de son âge, de ses habitudes, du mode général de ses fonctions en santé, des maladies antérieures, de l'effet des médicamens sur sa constitution, de l'invasion de la maladie présente, de sa période d'imminence, du régime, de la médication employée et de l'effet qu'on en avait obtenu. *Sæpè à juvantibus et lædentibus justa fit indicatio.*

Préparé par ces renseignemens, j'observai le malade. Son habitude extérieure, les signes déduits de la face, de la poitrine, de l'abdomen, de la digestion et des actions qui constituaient son domaine, de la respiration et des actes qui en dépendaient, de la circulation artérielle et veineuse, des exhalations, des sécrétions, des absorptions, de la nutrition, des sens, de l'innervation, du sommeil, des mouvemens, furent soumis à mes recherches. Cet examen fait, l'accord fut unanime sur le siége de la maladie; il était établi dans les organes digestifs : l'évidence existait. Les conclusions sur la nature de l'affection morbide n'étaient point aussi faciles à tirer. L'empire de la médecine physiologique formait l'obstacle. Le diagnostic de mes confrères reposait sur l'irritation, le mien s'appuyait sur l'asthénie, en reconnaissant toutefois les cas d'inflammation qui m'avaient paru certains. Au surplus, ce n'est pas dans une seule séance qu'on peut établir un diagnostic assuré. Combien de fois n'arrive-t-il pas que l'autopsie d'un cadavre vient démentir ce qui paraissait incontestable?

L'analyse et la comparaison des symptômes de l'irritation avec ceux de l'asthénie, les révélations pathologiques que j'ai appréciées dans le cours de cette longue maladie, et les effets de la thérapeutique, sont mes seuls guides dans les réflexions suivantes.

Six circonstances remarquables se sont présentées dans la maladie de M. le comte de S**:

1°. Il était depuis plusieurs années sous l'influence d'une gastro-entéralgie hypocondriaque;

2°. Le 11 octobre 1826, elle a été aggravée ou compliquée d'une duodénite;

3°. Les symptômes d'asthénie se sont développés à la suite des émissions sanguines;

4°. Une cystite aiguë s'est manifestée immédiatement après la suppression d'une suppuration abondante;

5°. Une diarrhée excessive est arrivée après de grands écarts de régime;

6°. La terminaison de la maladie a eu lieu par une anasarque compliquée d'ascite.

La gastro-entérite chronique succède le plus souvent à la gastro-entérite aiguë, elle attaque rarement les vieillards. Les excès de table, les émanations délétères, l'abus des vomitifs, des purgatifs, les poisons, les passions, etc., sont les causes les plus actives de l'inflammation de l'estomac et des intestins. 1re Circonstance.

La gastro-entérite chronique est caractérisée par les symptômes suivans : douleur obtuse à l'épigastre, sentiment d'une boule placée quelquefois derrière le sternum, le plus souvent exaspéré par la pression, sensations constantes, continuelles, fatigantes, soif, langue le plus souvent rétrécie, rouge sur les bords avec arête de même couleur, couverte de mucosités qui se dessèchent dans la plus haute période, ou d'une pellicule d'un rouge cerise-aigre, quelquefois dépouillée de l'épiderme et offrant des taches plus ou moins larges, papilles développées, rouges comme le sang artériel, appétit languissant, nul, souvent remplacé par un dégoût universel, bouche fade, amère, pâteuse, acide, nidoreuse, fétide, souffrance par l'ingestion d'une petite quantité d'alimens, suivie d'un mouvement fébrile, digestion laborieuse, imparfaite, accompagnée ordinairement de vomissemens de nourriture peu de temps après qu'elle a été prise, douleurs profondes et obscures dans la région iliaque droite, s'irradiant quelquefois dans tout l'abdomen, n'augmentant que par une pression un peu forte, constipation ou selles fréquentes, liquides, bilieuses, formées d'alimens non digérés, rétraction des parois de l'abdomen quand ils ne sont pas distendus par des gaz.

Ces phénomènes locaux peuvent subsister un certain temps, mais la réparation de l'individu péchant par sa base, l'organisme s'altère et se détruit.

Aucune des causes de la gastro-entérite n'avait influé sur le développement des symptômes auxquels M. était en butte depuis plusieurs années.

Jetons un coup d'œil sur ceux qu'il éprouvait.

Couleur jaune de la face, douleurs vives, lancinantes, quelquefois atroces, barre transversale à l'épigastre, gonflement avant ou pendant le travail de la digestion, soulagement opéré par la pression, appétit variable, souvent très-prononcé avant ou après le repas, langue humide, épanouie, rose, papilles non érigées, chaleur fugace le long de l'œsophage, éructations, bâillemens, coliques passagères, flatuosités, constipation, ou irrégularité de la défécation, battemens dans l'abdomen qui simulaient les pulsations artérielles, froid des pieds, inquiétude sur sa santé, crainte sur les écarts de régime, disposition à prendre de nouveaux remèdes, mode irrégulier, intermittent ou périodique dans la marche de ces symptômes, leur diminution par l'exercice, force musculaire augmentée par celui de la chasse, peu de succès d'un régime humectant et des boissons émollientes, éloignement des causes qui produisent la gastro-entérite.

Malgré la similitude de quelques symptômes appartenant à la phlegmasie chronique et à la névrose gastro-intestinale, sans prévention n'ai-je pas dû conclure que M. avait une gastro-entéralgie?

Avouons que, dans l'état actuel de la science, il était difficile de former un diagnostic précis sur la nature de la maladie de M. La doctrine physiologique admet des névroses actives et passives, mais avec de telles réticences, qu'elle finit par confondre les gastro-entéralgies avec les gastro-entérites. Il est vrai qne M. Georget en a tracé les différences et que M. Barras a publié un ouvrage estimé qui donne des idées justes sur ce point pathologique.

Comment expliquer les névroses? Le peut-on sans se jeter dans le dédale des conjectures?

Bichat, Cuvier, Béclard, Réill, Le-Gallois, Magendie, Rolando, Ch. Bell, Lobstein, etc, ont fait faire d'immenses progrès à l'anatomie et à la physiologie du cordon rachidien, des tubercules quadrijumeaux, du cervelet, du cerveau, de ses enveloppes, des cordons nerveux des systèmes de la vie animale et de la vie végétative.

Chaussier, Dupuytren, Lallemant de Montpellier, Marjolin, Georget, Serres, Ollivier d'Angers, Martinet, etc., ont répandu la lumière sur les altérations du système nerveux de la vie de relation. L'anatomie pathologique a fait acquérir à notre habile collègue, M. le professeur Simonin fils, de Nancy, ainsi qu'à moi, les preuves de leurs assertions sur l'existence des congestions sanguines, des phlegmasies, du ramollissement, des tumeurs fibreuses, du cancer, des hydatides, des concrétions osseuses, des épanchemens de sang et de sérosité de ce système. Il est à présumer qu'elles existent dans le système nerveux de la vie individuelle ou organique, d'après les observations recueillies sur la névrite, les névrilites des nerfs ganglionaires ou trisplanchniques par MM. Lobstein, Antheriett, Dugès et Martinet.

Mais ces travaux importans sont loin de nous donner satisfaction entière. Une grande lacune existe dans le diagnostic des névroses. Les médecins de l'antiquité, ceux dont l'ère se rapproche de nous, comme Boërhaave, Vitht, Pomme, Raulin, Pinel les ont multipliées. Broussais semble les repousser du cadre pathologique, et soumet à l'irritation celles qu'il reconnaît. MM. Georget, Pinel-Grandchamp, Bouchet, imbus des principes de la médecine organique, ont donné quelques éclaircissemens sur les points les plus obscurs; mais leurs travaux, dit M. Rostan, demandent à être poursuivis et soutenus par des observations nouvelles. MM. Roche et Samson font revivre les anciennes illusions sur le fluide nerveux. Existe-t-il? Sa nature électrique est présumée par d'autres médecins, etc.

Je n'en finirais pas, si je parcourais toutes les hypothèses.

Rentrons dans la route de l'observation. Les faits pathologiques ont donné à reconnaître aux médecins éclectiques des névroses actives et passives, ou produites tantôt par l'éréthisme, tantôt par l'atonie.

Puisque l'irritation a ses degrés, depuis la plus légère excitation jusqu'à la phlegmasie la plus intense, pourquoi refuserait-on d'admettre les nuances de l'atonie et de l'éréthisme nerveux ? La perversion de sensibilité ne serait-elle pas le summum de l'un ou de l'autre état ? Cette proposition mérite l'attention des observateurs.

2e Circonstance. La gastro-entéralgie a été aggravée le 11 octobre 1826, où elle a été compliquée d'une duodénite à la suite de l'ingestion d'un corps réfrigérant, la peau étant couverte de sueur, après une grande fatigue de chasse.

L'exaltation nerveuse n'était-elle que le premier degré de l'inflammation, s'est-elle identifiée avec celle de la muqueuse duodénale, une névrite ou une névrilite existaient-elles ? Je ne puis résoudre ces questions ; au surplus je n'ai point vu le malade à cette époque. M. Barras pense que les gastro-entéralgies sont susceptibles de complication avec les phlegmasies. Je suis de son avis : la pratique m'en a fourni la preuve. J'ai plusieurs fois rencontré les névroses compliquées principalement avec les inflammations des membranes gastro-intestinale et génito-urinaire.

J'admets la duodénite reconnue par les deux médecins ordinaires et confirmée par M. le docteur Marjolin, dont l'autorité fait poids en médecine. Je dis : la thérapeutique, qui n'aurait point été approuvée par ce savant professeur, n'a pas été en rapport avec l'âge, la constitution, l'état des organes du malade, j'ajoute : l'abus des émissions sanguines l'a jeté dans l'asthénie.

Les médecins savent que les évacuations sanguines sont généralement nuisibles aux névroses ; que loin de les guérir elles les produisent souvent, tant le système nerveux est disposé à l'asthénie. Hippocrate a reconnu cette vérité et a dit que les convulsions arrivent après le vide des vaisseaux. La plupart des médecins qui ont écrit sur les névroses s'accordent à reconnaître que les pertes immodérées ou intempestives du sang entraînent l'atonie et la mobilité du système nerveux. Van-Swieten, Tissot, Viridet, M. Barras, rapportent à ce sujet des observations intéressantes. Witht cite plusieurs histoires de névroses occasionnées par des saignées abondantes. Je possède un grand nombre d'observations semblables recueillies sur des individus à l'égard desquels on avait confondu les névroses avec les inflammations.

L'abus que quelques médecins font des sangsues appliquées à l'épigastre, plonge l'estomac et les intestins dans l'atonie et la mobilité nerveuse.

Ou les gastro-entéralgies sont compliquées de phlegmasies, ou elles ne le sont pas. Si la complication existe, les émissions sanguines proportionnées à l'intensité de l'inflammation, à l'âge et à la force du sujet, sont suffisantes pour la faire cesser; si la complication n'a pas lieu, il est de fait, qu'à l'exception d'un petit nombre de cas, l'évacuation du sang fait d'autant plus de mal qu'elle a été plus forte.

3e Circonstance. Dans cette circonstance, l'asthénie était prononcée. Elle est le point de départ de mon diagnostic.

Les mouvemens convulsifs de la face, la prostration extrême, l'altération de la parole, les rêvasseries, la stupeur, les syncopes, les soubresauts dans les tendons, le décubitus en supination, la couleur livide d'un ancien cautère, la difficulté de rubéfier la peau, le pouls à peine sensible, sont des symptômes d'ataxo-adynamie.

Je ne puis faire ici l'application de la théorie de Prost et Broussais sur l'ataxie : celle-ci n'était pas la forme extérieure et symptomatique d'une gastro-entérite, puisqu'elle a disparu à la suite des évacuations alvines; que sa durée a été courte, et que la fièvre n'a jamais eu un type franc de continuité, de rémission ou d'intermission; que les urines étaient limpides, et qu'il y avait absence de soif; qu'en un mot, la fièvre était erratique et nerveuse. Dirons-nous avec les anciens que la septicité jouait un rôle? Cela serait possible: la pathologie humorale peut quelquefois revendiquer ses droits; chez notre malade, les fonctions du foie n'ont jamais été régulières; les sucs sécrétés en abondance par les sécréteurs fortement activés pendant le règne de l'irritation, sont-ils bénévolement restés dans l'état normal? Ne pouvaient-ils pas s'altérer et exercer une influence malfaisante sur les nerfs abdominaux? Loin de moi la pensée de faire revivre le galénisme; mais convenons que l'abstraction des humeurs est portée trop loin par les médecins physiologistes. Nous pouvons avancer des faits irrécusables en faveur de notre proposition : les expériences sur la sueur par Bertholet, et sur le sang par M. Leuret, celles du profond chimiste, M. Braconnot, de Nancy, sur la présence de la matière colorante et du picromel de la bile dans l'urine et la sérosité des ictériques, ne sont-elles pas conformes aux résultats obtenus par plusieurs médecins-chimistes? En suivant le procédé de M. Braconnot, j'ai reconnu avec mon zélé collaborateur, M. le docteur Leuret, la matière colorante et le picromel dans l'urine et la sérosité d'un malade, mort ictérique à l'hôpital St.-Charles; nous avons également découvert les mêmes principes dans l'urine d'une femme nouvellement atteinte de jaunisse, et à laquelle je donne mes soins. Nous poursuivons nos recherches sur l'altération des fluides; nous nous empresserons d'en faire connaître les résultats.

Revenons à notre sujet. Les phlegmasies se trouvent mal de l'effet des purgatifs sur les tissus enflammés; ici, il fallait évacuer le malade. Le choix du purgatif était embarrassant: des succès précédemment obtenus dans des cas à peu près semblables à celui de M. de S**, à l'aide de la poudre de R. James [1], me décidèrent à lui donner la préférence : j'en trouvai chez lui. Son efficacité, dans cette occasion, a été prompte. J'ai cherché à me rendre compte de son effet.

---

[1] M. le Docteur Louis Valentin emploie depuis très-long-temps la poudre de R. James. Il a comparé celle des diverses formules proposées pour imiter la véritable : il les a variées de toutes manières, surtout dans les épidémies, et il n'a jamais observé à doses égales les mêmes résultats. Il a publié en 1815 une Notice sur ce remède dans le Journal général de Médecine, *tome* 24, *page* 346. Il en a donné une autre plus étendue à la Société Royale des Sciences de Nancy. Il a encore parlé de cette poudre anglaise dans son Mémoire sur les fluxions de poitrine, *page* 129, et récemment dans l'édition de ses deux Voyages en Italie, *page* 59.

Je dois à mon savant Confrère la connaissance de cette poudre que j'ai employée plusieurs fois seul et conjointement avec lui.

L'expérience acquise sur les heureux effets de cette poudre dans les maladies produites par l'asthénie du système nerveux, dont l'influence est si grande sur toutes les fonctions de l'économie animale, a été confirmée dans l'état morbide de M. L'irritation produite par le purgatif a été passagère; l'évacuation des matières stercorales et des gaz qui entretenaient le désordre, l'irrégularité, en un mot la perversion du système nerveux, que je considère ici comme le summum de l'asthénie, a changé le mode d'action: dirons-nous qu'elle a activé l'influx nerveux? Quoi qu'il en soit, un premier soulagement a été obtenu. Peu de temps après, les cryptes muqueuses ont fourni beaucoup de mucosité, le canal cholédoque activé a fait entrer le foie dans une sorte de turgescence. Cet organe a pressé son action sécrétoire; la bile a coulé avec plus d'abondance; le mouvement péristaltique des intestins a été accéléré; le centre d'action établi dans l'abdomen a exercé sympathiquement une influence remarquable sur divers tissus et a relevé les forces. Cette activité vitale a contribué à l'épanchement de sérosité dans les vésicules des jambes, qui depuis neuf jours, date de l'application des sinapismes, étaient restées insensibles à l'action de la moutarde: voilà mon opinion. Ce qu'il y a de certain, c'est que les choses se seraient passées différemment si l'ataxo-adynamie eût été le produit d'une inflammation très-intense.

4° Circonstance. Le malade touchait à sa convalescence, lorsque la suppression brusque d'une suppuration abondante a occasionné une cystite aiguë. Le rappel de l'irritation aux jambes et une médication légèrement émolliente ont suffi pour faire cesser cette inflammation vive.

5° Circonstance. Quant à la cinquième circonstance, le passage subit d'un régime adoucissant à un excès de nourriture et au vin de Bordeaux, en furent la cause directe. Cette fois, on aurait pu croire à une phlegmasie intense de la membrane gastro-intestinale, principalement à une colite. Les symptômes d'ataxo-adynamie étaient accompagnés d'une diarrhée excessive et d'une odeur insoutenable. Tout annonçait la décomposition.

Comment expliquer les effets prompts et marqués des lavemens de quinquina et l'emploi avantageux des stimulans? Je demande si l'irritation ou l'asthénie prédominait? Il me semble qu'on penchera vers cette dernière opinion, d'après les connaissances acquises sur l'effet des toniques et des stimulans en général. Les médecins physiologistes expliqueraient ces phénomènes par les effets de la révulsion : ici ce serait une subtilité. Que de symptômes semblables n'ai-je pas observés dans les hôpitaux en 1813 sur ces braves et infortunés Français qui firent des excès en nourriture et en boissons alcooliques, après d'excessives fatigues et des privations de toute espèce ! Combien de fois n'ai-je pas eu à me louer des lavemens de quina et de l'emploi des stimulans ?

Les traités d'Huxam, de Pringle, de Colombier, d'Alibert, ne relatent-ils pas des faits pareils, et de nombreuses guérisons opérées par l'écorce du Pérou, la valériane, le camphre ?

L'hydropisie constituait la sixième circonstance ; l'ascite compliquait l'anasarque. Dépendait-elle d'une cyrrhose du foie, d'une gastro-entérite chronique, d'une péritonite, d'une induration, d'une dégénérescence, d'un obstacle de circulation dans un ou plusieurs organes de l'abdomen ? Appartenait-elle à une sub-inflammation ou à une congestion séreuse ? 6e Circonstance.

La cyrrhose du foie n'est évidente qu'après l'autopsie ; les symptômes n'en sont pas encore bien connus. Les hydropisies produites par la gastro-entérite, sont presque toujours consécutives à une inflammation du péritoine. D'après la doctrine physiologique, les différentes espèces de fièvres dépendent des gastro-entérites. Dans toutes les hydropisies de ce genre, il y a fièvre ; la cause de l'infiltration et de l'épanchement séreux est identique avec la phlegmasie. L'exhalation est toujours activée, le sérum évacué est trouble, jaune, verdâtre, tenant en suspension ou laissant précipiter des flocons albumineux, de véritables fragmens de fausses membranes non organisées. Le malade succombe ordinairement au bout d'un temps plus ou moins long, après avoir passé par tous les degrés de marasme et de la fièvre hectique.

L'hydropisie produite par la sub-inflammation offre à peu près les mêmes phénomènes; il est impossible de distinguer l'époque de la succession de l'épanchement séreux à l'infiltration : aucun symptôme n'annonçait ni un obstacle de circulation, ni l'infiltration ou l'épanchement séreux à la suite de phlegmasie des membranes ou des organes contenus dans les deux autres cavités.

Chez M., la fièvre n'existait plus depuis longtemps; le pouls ne s'élevait que dans le travail de la digestion; l'appétit était prononcé; la défécation avait pris un cours plus régulier, l'excrétion de l'urine était par-fois très-abondante, elle ressemblait à du petit lait; le sérum évacué a présenté une couleur paille, une température peu élevée, une consistance limpide, sans dépôt d'aucun genre. L'activité de l'exhalation mise en jeu par les excitans internes et externes (1), a rétabli l'équilibre et amené la guérison. (L'intégrité des viscères abdominaux a été reconnue par M. le docteur Colson, et postérieurement par M. le professeur

(1) Ce moment était décisif; le succès dépendait d'un diagnostic juste. Convaincu plus que jamais de la nécessité

Marjolin, dans plusieurs explorations) : voilà des preuves. Que serait devenue la valeur de la médecine stimulante, si des organes eussent été phlegmasiés?

Quatre observations semblables à celle de M., ont été recueillies à ma clinique. Sur quatre sujets atteints d'ascite compliquée d'anasarque, trois ont trouvé leur guérison dans la méthode stimulante. Le quatrième a été victime de la médecine débilitante : l'autopsie de son corps n'a fait découvrir aucune lésion. Les trois cavités ont été ouvertes ; les divers tissus et appareils ont été examinés avec soin.

Il est naturel de penser que les rechutes fréquentes, occasionnées par une nourriture qui n'était point en rapport avec les organes du malade, devaient user les ressorts, ramener l'asthénie, s'opposer au retour normal du système nerveux, dont l'influence sur l'exhalation et l'absorption est confirmée par beaucoup de faits physiologiques et pathologiques, rendre la nutrition impuissante et amener l'hydropisie.

---

d'activer l'exhalation, je fis part de mes idées à mon confrère : il adopta le principe et suivit les conséquences, en me proposant l'emploi des vapeurs vineuses alcooliques, dont j'avais eu à me féliciter dans quelques occasions à peu près semblables. Toutefois, leur efficacité date du jour, où le vin de Corvisart, pris à l'intérieur, a été employé conjointement avec les excitans externes.

Le cours d'une pratique de 36 ans dans les hôpitaux et chez des individus de tout âge et de toute condition, m'a mis sous les yeux des milliers d'exemples d'hydropisies : les plus nombreuses que j'ai traitées ont été le résultat des maladies du cœur, des artères et des veines ; c'est principalement sur des sujets sanguins et irritables que j'ai remarqué l'anasarque et les divers épanchemens séreux par surcroît d'exhalation à la suite des phlegmasies aiguës ou chroniques : des sujets plus âgés n'en ont pas été exempts, surtout à la suite des tubercules, des squirrhes, des encéphaloïdes, des ménaloses. J'ai présenté à mes élèves une tumeur enkistée de l'ovaire droit, pesant neuf livres, recueillie sur le cadavre d'une femme morte ascitique. Il existe dans les salles de l'hôpital St.-Charles une femme qui succombera incessamment à la suite d'une maladie semblable. J'ai aussi observé beaucoup de cas d'hydropisies produites par l'anœmie, l'asthénie et la disparition de diverses éruptions.

L'hydropisie est-elle donc toujours produite par un surcroît d'exhalation, comme l'affirment les médecins de la nouvelle doctrine? « Qui a vu, disent-ils, les exhalans et les absorbans, qui les a vus forts, qui les a vus faibles ? ce sont là des jeux de l'imagination » (1). Ma réponse sera simple ; elle

---

(1) Dictionnaire abrégé des sciences médicales, art. Hydropisie.

est décidée par la question : les seuls faits tirés de la thérapeutique peuvent lever l'incertitude et faire apprécier les causes.

Les praticiens éclectiques de notre temps admettent des hydropisies actives et passives, reconnues avant la médecine physiologique. Les traités du vénérable Portal, de MM. Itard et Rostan sont capables de fixer nos idées sur ce point.

On sait que la médication de l'hydropisie est encore l'écueil de la médecine : cela doit être quand la curabilité est un problème. L'empirisme a souvent réussi dans des cas désespérés par les dogmatiques. Ne peut-on pas dire que, si le diagnostic était plus rationnel, il y aurait moins de victimes ? Beaucoup d'hydropisies sont incurables ; mais la thérapeutique triomphe des hydropisies actives et passives, susceptibles de guérison, tantôt par les antiphlogistiques qui conviennent aux unes, tantôt par les stimulans indiqués pour les autres. Cette assertion n'est point un paradoxe.

D'après tous ces faits comparés, discutés et prouvés, je considère l'hydropisie de M. comme passive, dépendante de l'asthénie et d'un défaut d'harmonie entre l'exhalation et l'absorption.

Du reste, pendant le cours de cette longue maladie, M. cherchait à découvrir ce que les médecins pensaient de son état. Sa physionomie inquiète devenait rayonnante à quelques paroles d'espoir et de consolation; mais elle prenait l'empreinte de la terreur si quelqu'un avait l'imprudence de lui dire qu'il maigrissait beaucoup. L'attention fixée sur son estomac, la frayeur au moindre malaise qu'il y ressentait, les soins minutieux sur le choix et la préparation des alimens, l'affaiblissement des facultés intellectuelles, se sont joints à ces phénomènes. Leur diminution rapide, l'espoir de guérison, des projets de voyage, de chasse, d'embellissemens de jardin, arrivaient quand les souffrances de l'estomac se calmaient. Je ne pense pas qu'on puisse attribuer ces symptômes à une gastro-entérite. Ils corroborent notre opinion sur l'existence d'une gastro-entéralgie hypocondriaque.

La maladie de M. de S** a fait beaucoup de bruit dans le monde. Cela n'est point extraordinaire: un homme aussi bienfesant mérite l'intérêt général; sa cure a étonné sa famille et ses nombreux amis, elle étonnera moins les médecins qui auront lu cette observation; ils jugeront que, si l'état morbide eût été mieux apprécié dès son début, la marche en eût été plus régulière, la durée moins longue, les accidens moins graves, et la terminaison plus prompte.

Estimons-nous heureux d'avoir surmonté tant d'obstacles et amélioré l'état du malade toutes les fois que nous avons été appelé; rendons à M. le docteur Colson la justice qui lui est due pour ses connaissances médicales, sa prudence dans les consultations, son dévouement dans les soins, enfin, pour sa sagacité dans la confection de l'appareil fumigatoire qu'il a parfaitement dirigé.

Affirmons que les tendres soins conjugaux, les consolations d'une famille qui rivalisait de zèle, et les veilles d'un ami dévoué ont beaucoup contribué au succès.

Avant de terminer, je dirai qu'en publiant cette observation, je n'ai point eu l'intention de censurer la conduite des médecins qui ont été appelés au début de la maladie de M. de S**; j'ai voulu me servir de la voie de l'impression pour faire connaître au public qu'ils ont agi de bonne foi; imbus de la doctrine physiologique comme un grand nombre de médecins, ils ont cru marcher dans le sentier des vrais principes: on leur doit pleine justice pour le zèle qu'ils ont déployé.

Il est de mon devoir d'ajouter quelques réflexions sur la médecine physiologique, puisque j'ai eu la faiblesse d'asservir ma pratique à ses lois: séduit par les ouvrages ingénieux de Broussais, entraîné par le merveilleux des narrations de ses élèves, j'ai expérimenté la nouvelle doctrine dans les hôpitaux placés sous ma direction médicale; l'accroissement de mes tableaux de mortalité m'a dessillé les yeux.

A Dieu ne plaise que je veuille détruire ce que l'illustre professeur du Val-de-Grâce a fait et dit de bon; sa doctrine a rendu des services importans à la médecine. Son mérite eût été sans bornes, si, en détruisant d'anciennes erreurs, elle n'en eût pas créé de nouvelles. Le traité des phlegmasies chroniques de Broussais est un titre de célébrité. Il occupe une des premières places dans les fastes de la Médecine.

Le vice du système physiologique gît dans l'opinion que les systèmes sont d'autant plus parfaits que les principes sont moins nombreux. En logique, c'est une vérité; en médecine, c'est une erreur.

Réduire la pathologie à la gastro-entérite, ou soumettre toutes les maladies à son empire; nier l'influence des virus, affaiblir la valeur des expériences thérapeutiques, c'est tout confondre.

Le plus grand mal a été produit moins encore par la doctrine physiologique que par l'extension abusive que lui ont donnée ses prosélytes outrés. Un pas fait dans la route de l'exagération conduit rapidement de précipices en précipices.

Les propositions exclusives du système de Broussais subiront probablement le sort des systèmes établis sur l'empirisme appuyé du pyrrhonisme par Sérapion, la philosophie corpusculaire par Asclépiade de Pruse, le strictum et le laxum par Thémison de Laodicée, le *pneuma* des stoïciens par Athénée, l'humorisme par Galien, l'astrologie, la chiromancie, l'alchimie par Paracelse, l'archée par Van-Helmont, la mécanique soumise aux démonstrations mathématiques par Borelli, modifiée par le grand Boërhaave et Frédéric Hoffmann, le vitalisme ou la théorie psycologique par Stahl, l'excitabilité par Brown, le controstimulus par Rasori, même avec les modifications de Thommasini.

C'est une calamité que des hommes de génie, créés de loin en loin pour le perfectionnement de la médecine, aient puisé dans les sciences accessoires les explications qu'ils ont données des phénomènes observés dans l'homme sain et malade, ou qu'ils se soient écartés de la marche tracée par Hippocrate, Arêtée de Cappadoce, Baillou, Forestus, Sydenham, etc.

Les systèmes doivent être considérés comme des rayons de lumière qui frappent successivement les différentes faces d'un objet pour les éclairer et en faire apercevoir les moindres circonstances; en sorte que tous ces systèmes réunis et réduits à ce qu'ils ont de positif, peuvent offrir des notions précises; mais leur valeur sera nulle, s'ils ne sont pas en harmonie avec l'expérience.

La prédiction de Cabanis sur les vastes travaux de Barthès est applicable à la médecine physiologique. Bientôt ce ne sera plus une doctrine particulière: en profitant des découvertes éparses dans les écrits de toutes les sectes, en se dépouillant de cet esprit exclusif qui étouffe la véritable émulation, en adoptant les sentences du Père de la Médecine, elle deviendra une théorie incontestable, et sera le lien naturel et nécessaire de toutes les connaissances rassemblées sur notre art jusqu'à ce jour.

Les erreurs commises et avouées par les hommes de génie sont des leçons. L'oracle de Cos s'est peint dans ses écrits. Rien n'est si touchant que la candeur avec laquelle il avoue ses fautes. Broussais vient de le prendre pour modèle, en annonçant qu'il s'était trop avancé. Il reconnaît aujoud'hui, dit M. Rostan, que l'irritation n'est point toujours fixée dans l'estomac, qu'il existe des maladies spécifiques, des maladies des fluides, des maladies par asthénie ou faiblesse et des névropathies. L'élite des élèves partage les regrets du maître ; espérons que les jeunes enthousiastes des premières idées du professeur du Val-de-Grâce suivront un si bel exemple, et qu'ils n'auront plus la prétention de tenir exclusivement le sceptre médical.

Avouons de bonne foi que l'on doit au système physiologique l'avantage d'avoir réveillé l'activité de tous les esprits, en exaltant l'ardeur des adversaires et en provoquant le zèle des défenseurs. Mais les bornes de l'arêne sont franchies. Pour l'intérêt de la science et de la dignité médicale, il est temps de mettre fin à cette polémique.

Hommage aux auteurs qui ont défendu les

droits d'un éclectisme légitime. Que les médecins entichés d'opinions surannées et les réformateurs de l'expérience des siècles lisent leurs écrits [1]. Ils seront convaincus qu'au milieu des systèmes qui agitent et partagent le monde médical, on peut prophétiser que l'éclectisme sera l'esprit dominant en France et bientôt dans toute l'Europe.

Qu'importe les systèmes si leurs assertions sont démenties par l'expérience? Une seule voie est insuffisante pour conduire à la connaissance des grands secrets de la nature. Des faits positifs, voilà ce que la génération actuelle réclame; des maladies, des nécropsies, de bonnes applications thérapeutiques, voilà la véritable instruction. Observer avec des sens fidèles, un esprit dégagé de prévention, voilà ce qui forme le vrai médecin. C'est de l'observation que la médecine a tiré sa splendeur; c'est d'elle encore qu'elle attend ses progrès.

Dans quels lieux peut-on avec plus de facilité interroger la nature et suivre ses mouvemens, si ce n'est dans les hôpitaux où les faits sont nombreux, variés et compliqués?

Grâce aux bienfaiteurs de l'humanité, les principaux hôpitaux de France sont convertis en

---

(1) Miquel, Louis Valentin, Récamier, Double, de Haldat, Chomel, Andral, de la Prade, etc.

écoles cliniques. Ces établissemens donnent l'âme à la science et transforment en lycée le théâtre de la douleur.

Vénération aux mânes des célèbres Corvisart, (¹) Pinel, fondateurs des cliniques de Paris, et à leurs dignes émules ! Honneur aux habiles médecins éclectiques de la France et des pays étrangers !

L'étude de la médecine clinique est le complément de l'éducation médicale; c'est l'application de toutes les branches de la science; c'est l'art.

Dans les cours de clinique, les maîtres et les disciples observent les symptômes variés des maladies et les approches de la mort, calculent l'intensité des causes morbifiques, apprécient l'importance des organes affectés, adaptent des secours aux diverses phases de la maladie, fixent leur attention sur tous les objets relatifs aux tempéramens, à la sensibilité individuelle, aux répugnances, aux appétits, aux habitudes, au régime ordinaire, à l'âge, au sexe, aux professions, à l'influence des saisons, et peuvent sans obstacle rechercher sur des corps inanimés les causes de la mort. La clinique est, pour ainsi dire, un

---

(¹) On sait que le respectable doyen J.-J. Le Roux fut l'infatigable collaborateur de Corvisart, et que l'un et l'autre tenaient lieu de pères aux jeunes médecins.

atelier où l'art et la science, se prêtant des appuis mutuels, sont dans une activité réfléchie pour secourir l'humanité souffrante. Rien ne peut remplacer cette source féconde d'instruction. L'étude donne la science, mais l'habileté dans l'exercice de l'art ne s'acquiert que par une longue expérience.

FIN.

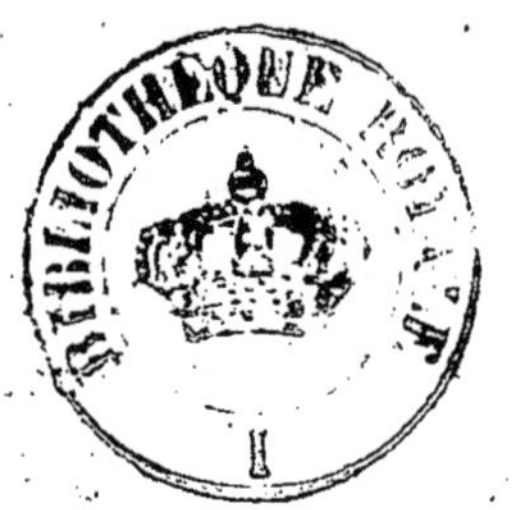

www.ingramcontent.com/pod-product-compliance
Ingram Content Group UK Ltd.
Pitfield, Milton Keynes, MK11 3LW, UK
UKHW020438180726
13839UKWH00004B/1552